JN056236

牧野富太郎

Tomitaro Makino

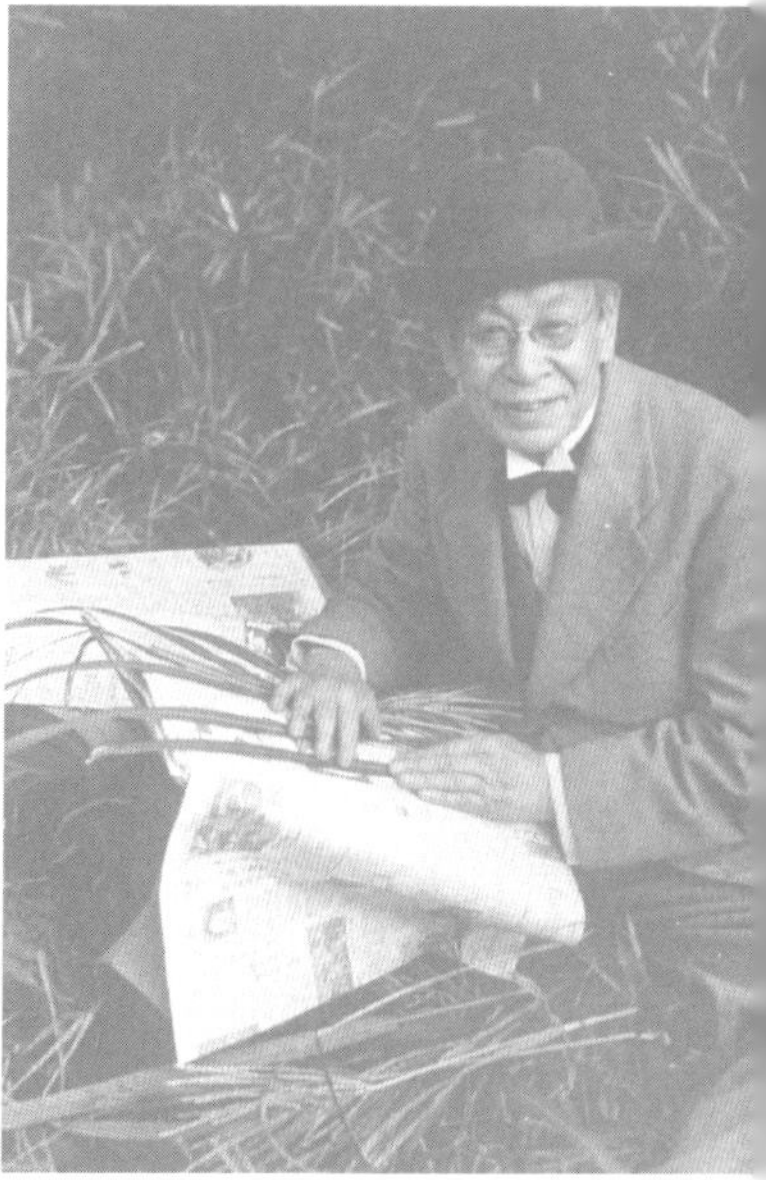

94歳

花らんまんに元気

興陽館

心を平静にたもつことが
わたしの守ってる健康法です。

人間は健康が大切である。

わたしは体がいたって健康なゆえに、
べつに養生訓というものに、
ついぞ注意をむけ
心を労したことがありません。

外へ出るということは
健康上から大変よいこと。

人間は生きている間が花である。
わずかな短い浮世である。

植物に親しむと非常に身体が健康になる。

はじめに
わたしは120歳まで生きてみせる

90歳を過ぎても、手がふるえず、字を書いても若々しく見え、あえて老人めいた枯れた字体にはならない。

また、眼もよいほうで、まだ老眼になっていないので、老眼鏡などはまったく必要としない。

いろいろの書きもの、写しものはみな肉眼であり、また精細な図も、同じく肉眼で描く。

歯も生れつきのもので、虫歯などはない。

しかし、この頃は耳がすっかり遠くなって不自由である。

頭髪はほとんど白くなったが、わたしははげにはならぬ性《さが》である。

それから、頭痛、のぼせ、肩の凝り、体の倦怠《けんたい》、足腰の痛みなどは絶えてなく、わたしは按摩《あんま》のやっかいになったことはまったくない。

また、下痢などもあまりせず、両便ともすこぶる順調である。

睡眠時間は、まず通常6時間あるいは7時間で、朝はたいてい8時前後に目を覚ます。夜は、熟睡する。

夢はときどき見る。昼寝は従来したことがなかった。

ここ2、3年来外出していないので、おおいに運動が不足している。

かつ、日光浴も不充分だと思うので、これからはそのあたりのことに、おおいに注意しようと思っている。

人は、わたしに100歳までは生きられるだろうというが、わたしは、120歳までは生きてみせると思っている。

終りに、近詠を示しておこう。

いつまでも生きて仕事にいそしまん
また　生れ来ぬこの世なりせば
何よりも、貴とき宝もつ身には
富も　誉れも願はざりけり

94歳まで元気なわたしの健康法

1　心を整える

（特に健康法として日常実行しつつある何等かありや否）

なんにも別に関心ごとなく平素坦々たる心境で平々凡々的に歳月を送っています。すなわち斯く心を平静にたもつことがわたしの守ってる健康法です。しかし長生きを欲するにはいつも我が気分を若々しく持っていなければならなく、したがいてわたしはこの86の歳になっても好んで、老、翁、叟、爺などの字を我が生命にむかって用いることは嫌いである。

たとえば牧野翁とか牧野叟とかと自署しまた人より牧野老台などとそう書か

れるのもまったく好きません。それゆえ自分へ対して今日まで自分にこんな字を使ったことは一度もなく『我が姿たとえ翁と見ゆるとも心はいつも花の真盛り』です。

2　太らない
（最近の日常生活振り）

今日は時節柄やむをえないから、毎日得られるだけの食物で我慢し生活せねばならぬのだが、しかしなるべく滋養分を摂取することに心掛け、我が学問のためにいつまでも自分の体力を支えゆかねばならんと痛感しています。

それでも元来自分が幸に至極健康であるがゆえに今日のところ身体はべつに肥えることはないけれどしあわせにはまたあえて弱りもしません。けれども戦前に比ぶれば食の関係で多少痩せたことは事実である。かつこの頃は脂油を得るに難いからために皮膚の枯燥を招いています。誠に困ったもんです。

3　少食がいい

（食餌法、粗食、小食、菜食、健啖の類、特に好物として快喫するもの）

わたしは生来割合に少食です。

その食物は物により嫌いはあれど、また特殊な好物もなくまずなんでも食っています。胃腸がすこぶる丈夫なのでよく食物を消化し、一体食物には不断に誠に世話の焼けないほうです。

しかし従来なまぐさいためにあまり魚類を好きませんでしたが、この頃は食味が一変してよくそれを食しています。牛肉は幼年時代から一串せる嗜好品ですが鶏肉はあまり喜びません。

コーヒーと紅茶とはいたって好きで喜んで飲みますが抹茶はあまり難有思いません。今日は右コーヒーと砂糖とが得難いので困っていますが、しかしヤミで買えばなんとかなるようです、呵々。

4　酒と煙草はやらない

わたしは酒と煙草とは生来まったく嫌いで幼少時代から両方とも呑みません。

元来わたしは酒造家の息子なれども幼い時分から一向に酒を飲まなかったのです。従来この酒と煙草とを用いなかったことはわたしの健康に対して、どれほどしあわせであったかと今日おおいに悦こんでいる次第です。

ゆえに86のこの歳になっても少しも手がふるわなく、字を書いても若々しく見えあえて老人めいた枯れた字体にはならないのです。

また眼もよい方でまだ老眼になっていないから老眼鏡はまったく不用です。そしていろいろの書きものの写しものはみな肉眼でやり、また精細なる図も同じく肉眼で描きます。

しかし、頭髪はほとんど白くなりましたが、わたしははげにはならぬ性です。

歯は生れつきのもので虫歯はありません。この頃は耳が大分遠くなって不自由です。それから頭痛、逆《のぼ》せ、肩の凝り、体の倦怠《ダルサ》、足腰の痛みなど絶えてなく按摩《あんま》はわたしにはまったく用がありません。また下痢などもあまりせず両便ともすこぶる順調です。

5 鼻で息をする

わたしは文久2年4月の生れですが、まだ物ごころのつかぬ時分に早くも両親に訣れて孤児となりました。

我が家の相続人に生れたわたしは幼ない時分には体が弱々しかったので家人が心配しときどき灸をすえられたが、それから後次第に息災となりあまり病気をしたことがなく、そしてなんら持病というものがありません。しかし今から最早や20年ほど前に医者に萎縮腎だといわれましたが、小便検査にも一向蛋白が出ず、或はときどき山に登り或は相当に体を劇動させても爾後何の異条もなく今日に及んでいます。しかしこの2、3年以来重い物を抱える際に突然座骨神経痛様の強い痛みが偶発することがあるがそれは凡そ1カ月くらいで自然に全快します。

また昨年以来不意に3度も肺炎に侵されしが幸に平癒して以来なんの別条もなく、この頃は一向に風邪にも罹らず過ぎ行いています。

数年前に本郷の大学の真鍋物療科で健康診断をしてもらったことがあったが、そのとき血圧は低く脈は柔かで若い者の脈と同じだ、これなら今後30年の生命は大丈夫だと、串戯《ジョウダン》まじりに言われたことがあり、そしてこの血圧の低いことと脈の柔かいことから推しますとまずわたしは脳溢血に罹ることはないように思われます。

またある医学博士は、先生の身体は檜造りでどこも何等の異条がないと褒められたこともありました。

またわたしの体は創をしても滅多に膿を持たず癒るのがすこぶる早いので、小さい創はなんの手当てもせずいつもそのままに投り放しでおきます。つまりわたしの体はあまり黴菌が繁殖せぬ体質とみえます。すなわちバクテリアの培養基としては極めて劣等のものと想像します。

そしてなんだか自分にもそのように信ずるので流行病のあるときなどでも電車中でマスクを掛けたことは絶てありません。

それからわたしは常に鼻で呼吸をしています。電車中でも隣の客が咳をしますと、その唾の飛沫を吸い込まぬ用心のために暫時、呼吸をすることを止めています。

妻の死

妻は昭和3年に55歳で病歿、生れた子供は13人、現在6人生存、他は病歿、わたしには後妻はない。

家族の年齢と家系

父は養子で慶応元年に39歳で病歿
母は祖父の先妻の娘で慶応3年に35歳で病歿
祖父は慶応4年に75歳で病歿
祖母は病歿
第二（後妻）の祖母は明治20年に78歳で病歿、わたしとはなんの血統も引いていない。家系は土佐国高岡郡佐川《サカワ》町で旧家といわれし家柄で、酒造と雑貨店を営んでいた商家です。

6　一日、6、7時間眠る

（睡眠時間、起床、就床）

睡眠時間はまず通常6時間あるいは7時間くらいで、朝はたいてい8時前後に床から離れます。非常によく眠り枕をつけると直ぐ眠りに落ちます。夢はときどき見ます。

この頃は夜は12時前に就褥したことはほとんどなく、往々午前1時、あるいは2時、あるいは3時頃、あるいは時とすると夜の明けるまでペンを執っていますが、しかしその翌日は別になんともありません。今日ではたいてい毎日朝から夜の更けるまで机前に坐し書生気分で勉強し、多くは我が著述に筆を持ち、あるいは植物の研究に従事し、ただ食事どきに行いて食卓に就くばかりです。

わたしは幸に非常に根気がよくつづき、一つの仕事を朝から晩まで続けてもあえて厭きが来るようなことは少しもありません。どうもなにか仕事をしていないと気がすまん性分とみえます。そして夏でもいっこうに昼寝をしたことはありません。

しかし2、3年来あまり坐り通しでおおいに運動が不足しており、かつ日光浴も紫外線にあたることも不充分ゆえ、これからはその辺におおいに注意すべきだと思っています。私の机は主として日本机を用いテーブルよりはこのほうがずっと楽です。つまりこれはその人の習慣によるのでしょう。

7　自然をみつめる

信仰は自然そのものがすなわちわたしの信仰で別に何物もありません。自然は確かに因果応報の真理を含み、これこそ信仰の正しい標的だと深く信じています。

つねに自然に対していればわたしの心は決して飢えることはありません。

8　植物が趣味

わたしは生来いろいろの趣味を持っていますが、そのなかでも音楽、歌謡、絵画はもっとも興深く感じます。また自然界の種々な現象、種々な生物並に品物についても趣味を感じ、さらに火山についてはもっとも感興を惹きます。

けれどもほかに超越して特に深い趣味を感受するものは、なんといっても天性好きな我が専門の植物そのものです。

草木に対していればなんの憂鬱も煩悶も憤懣もまた不平もなくいつも光風霽月でその楽しみいうべからずです。誠に生れつきよいものが好きであったと一人歓こび勇んでいるのです。そしてそれは疑もなくわたし一生涯の幸福であると会心の笑みを漏しています。

したがってあえて世を呪わずあえて人をば怨まずいつも心の清々しい極楽天地に棲んでいるのです。

9　こまかいことを気にとめない

前にものべた通りわたしは体がいたって健康なゆえに、別に養生訓というものに、ついぞ注意を向け心を労したことがありません。つまりいわゆる養生に無関心なわけで、わたしの体にはその養生というものに対して心配する程な、欠陥がないからです。ゆえにつまるところあえて気に留めないのです。また処世訓も同様で、わたしはあえて世態に逆らわずに進退し常にそれに順応してゆくゆえに、特に所謂処世訓というような題目に心を配ってそれをとやかくと論じ理窟をいってみたことは一度もありません。

近詠

拙なき近詠を左に

いつまでも生きて仕事にいそしまむ、
　また生れ来ぬこの世なりせば
何よりも貴とき宝もつ身には、
　富も誉れも願はざりけり

人生100年時代の「長生きの秘密」

牧野富太郎は日本の植物学者です。

94歳で亡くなる直前まで日本全国をまわって膨大な数の植物標本を作製しました。

個人的に所蔵していた分だけでも40万枚に及び、命名植物は1500種を超えます。

野生植物だけではなく野菜や花など身近にある植物はすべてが研究対象になっていました。

日本の植物学の父と呼ばれる膨大な仕事を成し遂げたのはまさに富太郎が健康で元気であったからにほかなりません。

日本人男性の寿命が60代前半の時代に90歳を超えても元気に山林を歩きまわっていた健康体は牧野富太郎の生活習慣にあります。

富太郎も健康についての随筆をいくつも遺しています。

本書では牧野富太郎の健康随筆を再構成・再編集していまに生きる人の健康に役立つようまとめました。

人生１００年時代ともいえる現在、牧野富太郎の健康随筆がみなさまに役立てばなによりのことです。

「編集部」より

94歳　目次

2章

生活習慣で寿命は決まる　55

3章

歩いて健康になる　65

4章 生きているうちは仕事をする 77

5章

長生きには意味がある 103

6章 花にも人間にも時間がある 123

7章

写真提供　高知県立牧野植物園

1章

寿命は食べかたで決まる

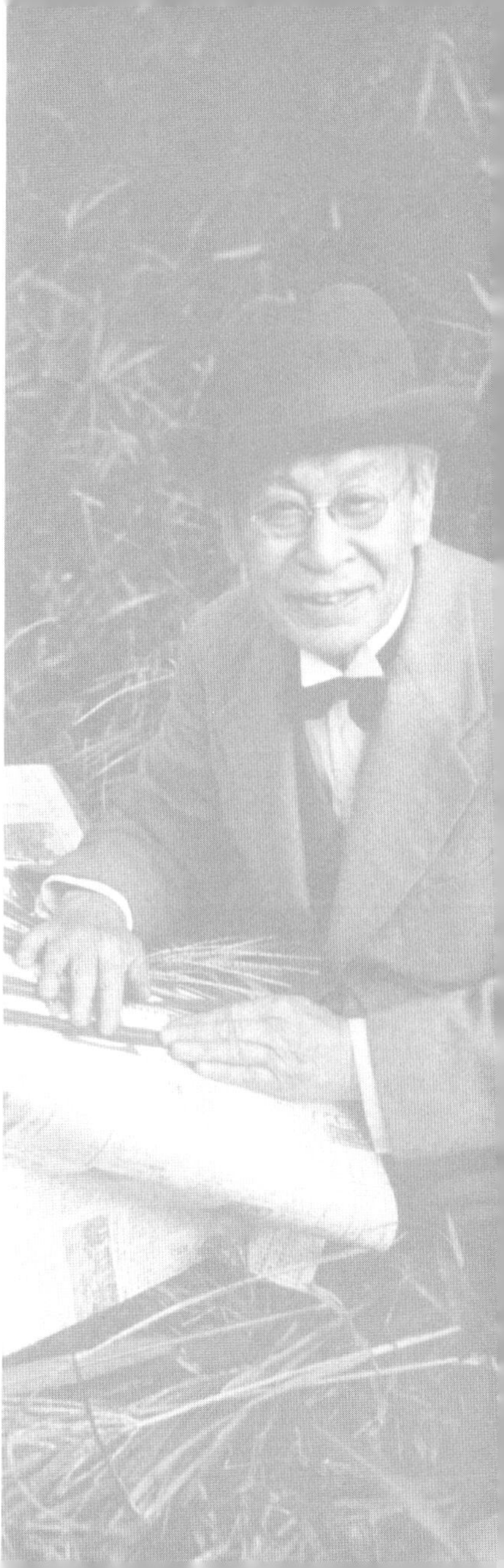

1 いろいろな植物を食べれば長生きできる

我ら人間はまず我が生命をまっとうするのが社会に生存する第一義で、すなわち生命あってこそ人間に生れ来し意義をまっとうし得るのである。生命なければまったく意義がなく、つまり石ころと何の択ぶところがない。

その生命を繋いで、天命を終わるまで続かすにはまず第一に食物が必要だが、古来から人間がそれを必然的に要求するために植物から種々さまざまな食物が用意せられている。チョット街を歩いてもわかり、また山野を歩いてもわかるように、街には米屋、雑穀屋、八百屋、果物屋、漬物屋、乾物屋などがすぐ見つかる。山野に出れば田と畠とが続き続いて、いろいろな食用植物が実に見渡す限り作られて地面を埋めている。その耕作地外ではなお食用となる野草があり、菌類があり木の実もあれば草の実もある。眼を転ずれば海には海草があり淡水には水草があって、みな我が生命を繋ぐ食物を供給している。

食物の外にはさらに紡績、製紙、製油、製薬等の諸原料、また建築材料、器具材料などがあって吾人の衣食住に向って限りない好資料を提供しているのである。そこで吾人はこれら無限の原料をよく有益に消化応用することによって、いわゆる利用厚生の実を挙げ幸福を増進することを得るのである。

2

野草を食べて健康になれ

また食卓の上で大根ばかり食べても興味が少ない、蕪《かぶ》ばかり食べても興味に乏しいが、ときどき変わったものが食卓に上るということは、趣味の上からいっても必要なことでありますから、上にいったような草が食用になればときどき採ってきて食膳に上せたらわたしはいいと思う。

どうせ野の草ですから、畑で作っている草よりか味は劣るだろうと思うけれども、それは調理の仕方によっていかようにもなりはせぬかと思う。

調理の仕方を考えてやれば相当の蔬菜になると思う。それはアオビユばかりでなく、ヒユでいえば普通野外にイヌビユというのもある。

このイヌビユも食用になるが東京辺の人は誰も食べていません。しかし日本のある地方の人は食べている。

やはりヒユといって食べている。それがまた東京辺にも方々に普通に生じていますから、それを採ってきて食べるということもいいですね。

こういう風に野生の植物のなかに日常食べられるものがたくさんあるのに、その研究機関がまったくなく、紹介するものもなく、普通の人は誰も知らずにいるわけです。

その機関があって、そこで研究をして、研究の結果を片っ端から世のなかに発表して、どんな人にも判るように公にするということがわたしは必要じゃないかと思う。

3

長生きしたけりゃ酒をのむな

またその時分若しも酒に親しむような悪習に染まっていたならば、あるいは酔いに乗じて酒に飲まれていたかもしれない。

小さいときから酒をのまなかったことは正しく身を守ることを保証しているのです。

わたしは現在74歳です。

でも老眼でもなく血圧も青年のように低い。動脈硬化の心配もない。医者の言葉ではもう30年もその生命を許される、とのことである。酒や煙草を飲まなかったことの幸福を今しみじみとよろこんでいる。

青年はぜひ酒と煙草をやめてほしい。

人間は健康が大切である。

我等はできるだけ健康に長生きをし与えられたる使命を重んじその大事業を完成しなければならぬ。身心の健全は若いときに養わねばならぬ。

4

大けがをしてもすぐ体が治る

今から7年ほど前になるが、大学からの帰途街で拾った円タクで白山上を通過したとき、前方から疾走してきた自動車と衝突し、大けがをした。窓ガラスで顔を切り、ひどく出血した。直ちにハンカチで傷口を押えながら、大学病院に駈つけて、7針か8針縫ってもらった。

この事故で眼をやられず、動脈をやられなかったことは幸であった。退院したては人相が悪かったが、思ったより早くよくなった。医者は酒を飲まないから全快が早いのだと喜んでくれた。

5

酒も煙草もやらないから動脈は軟らかい

わたしは小さいときから酒も煙草も飲まない。

それが年をとってくると影響する。わたしは75になりますが動脈硬化ということがない。わたしの動脈は軟らかい。血圧も高くないからこれから先まだ30年も生きられると喜んでおります。

こんなにわたしが身体が丈夫なのは酒、煙草を飲まないのが大変手伝っていると思います。

6

眼も鼻も足も丈夫

これも健康のお蔭で、今日わたしは83歳になるが、やはり若い時分と少しも変わらず同じようにやっている。

一生続けるつもりである。わたしは幸いに幼いときから酒と煙草とをのまない。それがたいへんわたしの気力を保持する上に関係があると信じている。

昨年「眼もよい歯もよい足腰達者うんと働らここの御代に」と吟じてみた。

7

料理屋におぼれるな

20代を顧りみて、いままでによかったと思うことが一つある。

ちょうどその頃僕たちの市街にもいろいろの料理屋などができて、思想の定まらない青年たちはその感覚の魔界におぼれて随分その前途を謬ったものが多かった。

しかし自分は植物の研究に自らの趣味も感じていたので花柳の巷には足を入れようとは思わなかった。

8

食べられる植物はたくさんある

食用になる植物はずいぶんあります。

そんなものを放って捨てておくのは惜しいから、採ってきて食べるといいのだが、外聞をはばかってそうせぬ人も多かろう。あそこの家は貧乏だから始終野の草を採ってきて食べ、野菜はよう買わぬなどといわれる。

それに閉口して採りに行かぬ（笑声）人がないとも限らぬ。

ありそうなことです。

そんな馬鹿らしいことに頓着なくいろいろなものを採ってきて食う勇気を出してもらいたいもんだ。

そこで、お母さんがいろいろ植物の知識を持っていて、それを食膳に上《のぼ》せたときに、我が子供へいろいろな話を通俗的に聞かせて、子供に食べさせることにしますと、その子供は家庭でいろいろな知識を得るということになり、学校に行ったときに非常に都合のいいことになる。

わたし等はそういうお母さんが欲しいと思っている。

9 食物の知識を話してみるとおもしろい

ただそういうような植物ばかりでなく、コーヒーでも紅茶でも、あるいはココアのようなものでも、子供に飲ませるときに、コーヒーというものはどこに産するもので、どういう風にしてこしらえるとか、コーヒーの実は生のときはこうだとか、あるいは初めてトルコのコンスタンチノープルという街にコーヒー店ができて非常に流行《はや》ったというようなことを話しますと、子供さんの知識もふえてくる。

10

肉ばかり食べてはいけない

肉ばかり食べておっては生きていられない。

やはり米や麦も食べなければならんし、また豆も食べなければならん。また果物も食べなければならん。そういうわけで、草木は非常に大切なものである。

それだからいろいろの植物を知っていると、大変利益のあるものであって生活の改善もできるのです。

それが不断に楽しいということになればこんな結構なことはない。

「毎日トマト」が長寿の秘密

牧野富太郎はなにを食べていたのか。

牧野富太郎はとりわけ健康には自信があり、健康に関する随筆をいくつも遺しています。

牧野富太郎は「すき焼き」「コーヒー・紅茶」「トマト」が大好物でした。娘の牧野鶴代がこのような文章を遺しています。

「父は牛肉のすき焼が大好物です。やはり牛肉をいただいていたせいで、こんなに長生きをしたのではないかと思います。」（牧野富太郎自叙伝「父の素顔」牧野鶴代より）

コーヒーはブレンドするほどのこだわりがあったようです。

とりわけトマトは大好きで毎日のように食べていたようです。これが牧野富太郎の長寿の秘密の一つだったようです。トマトには強い抗酸化作用と血流改善の効果が期待できるリコピンが豊富に含まれています。さらに、ビタミンは、A、B1、B2、Cが含まれており、特にビタミンCはトマト1個で1日に必要とされる量の約半分が摂れるなど、トマトは動脈硬化をはじめとするさまざまな生活習慣病の予防・改善に効果が高い野菜として知られています。

牧野は87歳で大腸カタルを患いますが、医者が臨終を宣告したのちに生き返るという驚異的な生命力を発揮。94歳で風邪をこじらせて亡くなりましたが、解剖の結果、血管の動脈硬化などはほとんどなかったといいます。これもトマトを毎日食べていた効用だったのではないでしょうか。

「編集部」より

2章

生活習慣で寿命は決まる

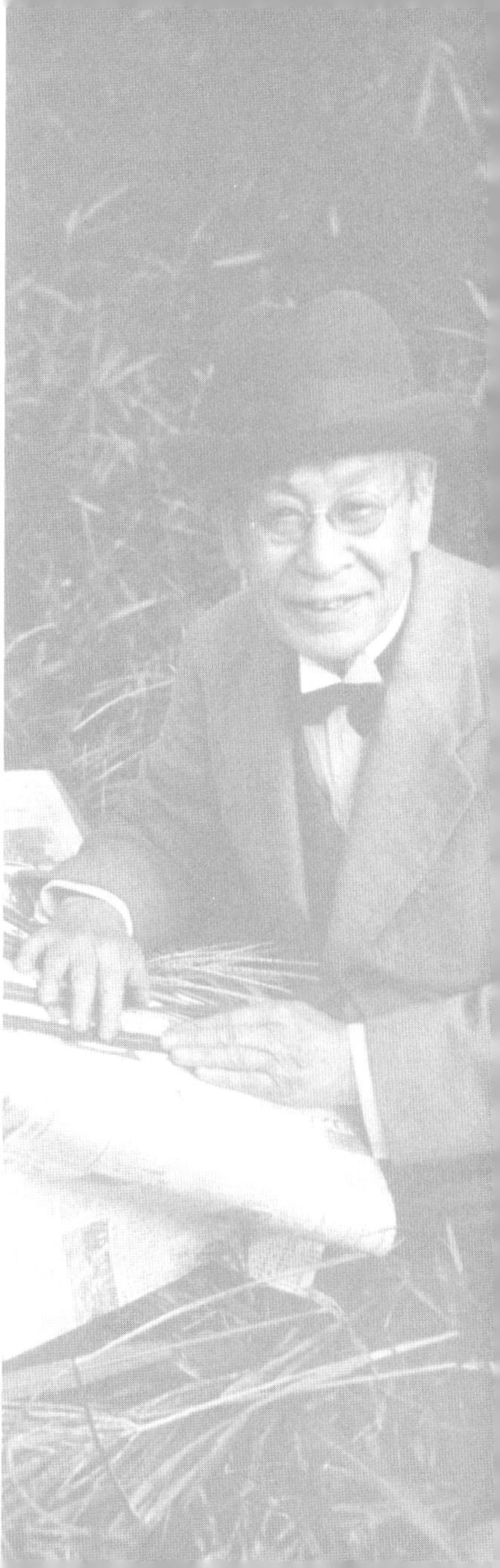

1

お金のかからない楽しみを持て

草や木を覚えますと、非常にそれに愛を持ちまして、草木を楽しむことができるようになる。

そして草木を楽しむということほど、良い楽しみはない。

そしてまた、これほど金のかからん楽しみもないでしょう。

他にもいろいろの楽しみはありますが、どうも金のかかる楽しみが多い。

ところが草木を楽しむということは、なんら金をかけないで楽しむことができるから、こんな結構なことはない。

やはり楽しみの心が出てくるようにしむけていけば楽しくなる。

そうして植物を愛することになる。

人間は二六時中稼いで苦しいめに遭《あ》いつつあるから、その間に不断の楽しみが必要になってきます。

2

一人の楽しみを持て

わたしはわが眼力がまだ衰えていないので、細かき仕事をするに耐えられる。従って精細な密な図を描くことも少しも難事ではないのは、何より結構至極なのであると自信している。

植物が好きであるために花を見ることが何より楽しみであってあくことを知らない。

誠にもってしあわせなことだ。

花に対すれば常に心が愉快でかつ美なる心情を感ずる。

ゆえに独りを楽しむことができ、あえて他によりすがる必要を感じない。

ゆえにかりに世人から憎まれて一人ボッチになっても、決して寂ばくを覚えない。

実に植物の世界はわたしにとっての天国でありまた極楽でもある。

3

79歳になっても老人ぶるな

わたしは戊の年で今年79歳になるのですが、いたって壮健（元気）で老人メクことが非常に嫌いですので、したがって自分を翁だとか、叟だとか、または老だとか称したことは一度もありません。

4

若さをたもつには色気が大事！

若さをたもつには、若い女性に接することも必要であると思う。

わたしは先年、日劇にストリップショウを見にでかけ、ヌードというものを見物したが、若い女はええものである。このときは、週刊読売かなにかに、ストリップガールにとりかこまれているわたしの写真が大きく出、「いやしくも学士院会員たる身分のものが、品位にかかわる、けしからん」と、物議をかもしたようだが、学士院会員はできるだけ長生きしてお国のために尽すのが本分だから、長生きのために若い女性に接するのは少しも悪いことではあるまい。

5

ぐっすりとよく眠ると気力がみなぎる

仕事をすまして頭を枕につけるとたんにぐっすりと朝まで熟睡するから、いまだに記憶力が鈍ったとか、気力が衰えたとか感じたことはない。今年は79歳になったが、胃腸も丈夫で何でも食べるし、血圧は低く、採集に山登りをしても足腰が痛むということはまったくない。そう肩が凝ったらあんまをしろの、腰をさすってくれの等といったことがないから、家の者は誠に世話のやけない年寄だと思って喜んでいる。

わたしは自身でも図を描くので図を描かせるについても要領よく指図をすることができて具合がよい。図説は彩色したものにする積りで、一般の人にも判る便利なものにしたいと思っている。

この時局でいろいろのものが充分にいかんのは残念であるが、わたしは献身的の努力を以てこれを完成する覚悟でいる。わたしはこの図説は世界に向ってその真価を問うつもりでいる。出版の暁はぜひ広く世の人に講評を仰ぎたいと思っている。

わたしはこの二つの大きな仕事の遂行にあたり、大方の御後援、御鞭撻を賜ることを切に希望して止まない。

3章
歩いて健康になる

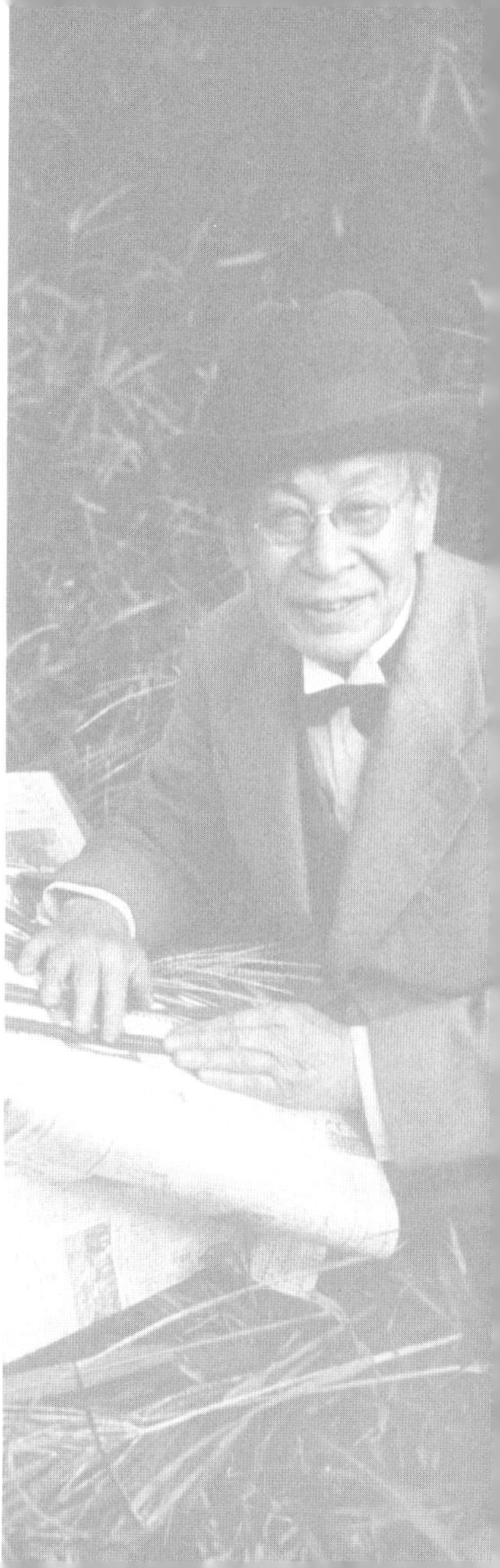

1 山野を歩くと疲れない

わたしは今年78歳になりましたが、心身とも非常に健康で絶えず山野を跋渉し、ときには雲に聳ゆる高山へ登りますしまた縹渺《ひょうびょう》たる海島へも渡ります。そして何の疲労も感じません。わたしは上のように年に行っていますけれど、わたしの気持ちはまず30より40歳位の処で、決して老人のような感じを自覚しません。もうこんな年になったとて老人ぶることはわたしは大嫌いで、いつも書生のような気分なんです。学問へ対しましてもいつも学力が足らぬという気が先きに立ちまして、自分を学者だなんどと大きな顔をしたことは一度もありません。それはわたしに接する人は誰でもそう感じそう思ってくださるでしょう。

少しくらい学問したとてそれで得意になったり、尊大に構えたりするのはそれはまったくへソ茶もので、わが得知識をこの宇宙の広大かつ深淵なことに比べれば、顕微鏡で観てもわからぬくらい小さいもんダ、チットモ誇るに足らぬもんダ、オット、チョット脱線しかけたからまた元へ還って、わたしの健康は上に書いたようだが、人間は何をするにも健康が第一であることは誰も異存はないでしょう。どんな仕事をするにしても健康でなければダメでときどき病褥に臥したり薬餌に親しんだりするようでは如何に大志を抱いていても決してこれを実行に移すことはできません。

さてわたしの健康は何より得たかといいますと、わたしは前にいったように、幼いときから生来草木が好きであったため、早くから山にも野にも行き、その後長い年月を経た今日にいたるまでどのくらい歩いたか分りません。それで運動が足ったのです。その間絶えず楽しい草木に向い心神を楽しめ慰めつつ自然に運動が足ったわけです。その結果ついに無上の健康をかちえたのです。

2

日にあたってよい空気を吸う

健康をたもつためには、適度に運動することが必要である。植物採集は健康上大変よいことであると思う。野外にでて、日光にあたる、よい空気を吸うということになる。わたしがつねに健康であるのはそのためであると思う。わたしは小さいときは、弱く痩せていたが、植物を採集して野山を歩いているうちに身体が強くなった。

植物採集では、ただ歩くのではなく心を楽しませながら歩くことができる。楽しい心で歩くとよい運動になる。

科学を勉強しながら、健康を築く、これは一挙両得というものであろう。

3 何百回と旅行ばかりして健康になる

わたしは商売上、旅行を何百遍となくしたが、費用がかかるから、地方の採集会に講師として招聘される機会を利用し幾らか謝礼をもらうと、それでまた旅行を続けたりした。

そんなことが続き続きして今日にいたっていたわけである。九州辺へは6年も続けて行ったこともある。

4

歩けば歩くほど健康になる

健康の方面からいっても、植物を愛好するということは大変よい。植物を愛好するためにはどうしても外へ出る。外へ出るということは健康上から大変よいことで、外へ出ると自然に運動が必要になってくるし、日光にもあたる、よい空気を吸うということになります。わたしはこのような年になっても健康で、昨年は立山にも登ったりしました。わたしは小さいときは弱く痩せていたが、だんだん方々の植物を採集して歩いたりしたので身体が強くなりました。わたしはこのような健康をまったく運動によってかちえたわけです。

5

楽しい心でもっと散歩をする

散歩ということは大変よいことですが、道を歩くのも憂鬱ではいけない。心を楽しませて歩かねばいけない。楽しい心で歩くとよい運動になります。植物はどこに行ってもあるもので、植物を愛好すればどこを歩いても植物を見て楽しむことができる。わたしはどんな山奥に一人で行っても淋しいと思ったことは一度もありません。植物を見ておれば非常に賑やかで、また楽しい。

6

病弱なわたしが健康になれた理由

わたしは元来土佐高岡郡佐川町の酒造家に生れた一人ぽっちりの伜であるが、まだ顔を覚えない幼ない時分に両親に別れた。

そして孤となり羸弱な生れであったが、植物が好きであったので山野での運動が足り、且いつも心が楽しかったため、従って体が次第に健康を増し丈夫になったのである。

そしてわたしは小さいときから酒も煙草も呑まないので、これもわたしの健康の助けになったに違いないと信じている。

7

山道を歩いて健康になる

そしてその間大した病気に罹ったことがないのですが、わたしの今日の状態ですとこの健康はまず当分は続きそうです。

今日わたしの血圧は低く脈は柔かくて若い人と同じであるので、医者は串戯半分まずこの分ならばあと30年は大丈夫ダといっていますがしかしこれをお世辞と聞いてその半分生きても大したもんです。そうするとわたしは90くらいになる。どうかそうありたいもんだと祈っています。

あまり健康自慢をするようでチト鼻につきますが、序にもう少々述べますればわたしは一も持病がありません。

そしていくら長く仕事を続けましても決して肩が凝るナンテ事はありませんから按摩はまったくわたしには無用の長物です。逆上《のぼせ》も知らず頭痛も滅多にしません。

また夏でも昼寝をしません。また夜は午前2時頃まで仕事を続けています。運動が足ったせいでしょう胃腸がとても健全で、腹痛下痢などこれまた誠に稀です。

食事のとき3ゼン御飯を食べればその2ゼンはお茶漬です。そして直ぐ消化してしまいます。夜は非常によく眠りますので枕を着けると直ぐ熟睡の境に入ります。

わたしのこの健康をかちえましたのは前にもいったようにまったく植物のおかげで採集に行くために運動が足ったせいです。

そして山野へ出れば好きな草木が自分を迎えてくれて心は楽しく、同時に清新な空気を吸い、日光浴もでき、等々みな健康を助けるものばかりです。

その上わたしは宅は酒を造っていましたけれど酒が嫌いでのまず、また煙草も子供のときから吸いませんのでそれがどのくらいわたしの堅実な健康を助けているのか知れません。

今は耳が少し遠くなりました外、眼もすこぶる明らかで（アミ版の目が見えます）歯もよろしく、そして決して手もふるえませんのはなんというしあわせなんでしょう。それゆえまだわたしの専門の仕事は若いときと同じようにできますので誠に心強く、これから死ぬまでウント活動を続けにゃならんと意気込んでおります。先日大学を止めて気も心も軽くなり何の顧慮することもいりませんので、この見渡す限りの山野にあるわが愛する草木すなわちわが袖褸《しゅうる》を引く愛人のなかに立ち彼らを相手に大いに働きます。

そしてその結果どんなものが飛び出すのか、どうぞこれから刮目して御待ち下されんことを願います。

4章

生きているうちは仕事をする

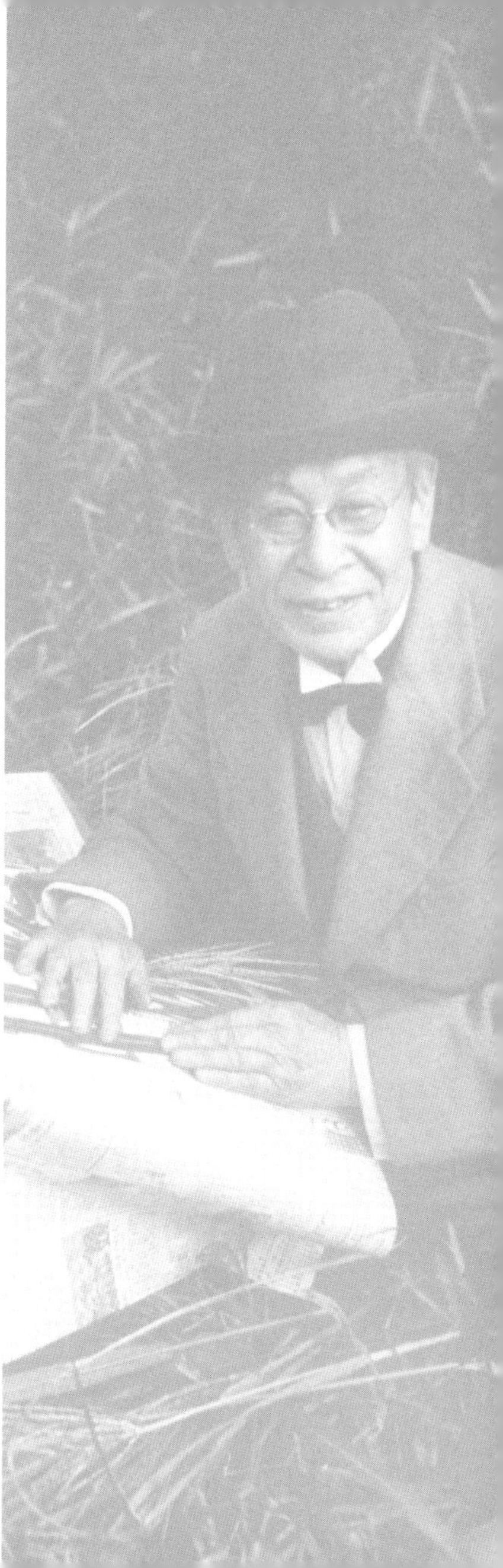

1

仕事を道楽にするとストレスが消える

わたしは自分で自由にできる機関紙がなければ不便なので、大正5年4月『植物研究雑誌』を創刊した。

50円ほど借金して第1巻第1号を出版する運びとなった。わたしはこの雑誌の編集には相当の努力を払い、ほかの人の書いた原稿も、自ら仮名使いを訂正し、文字を正し、いちいち別の原稿紙へ写しとり、写真を張りつけたり、なかなか面倒なことをした。

この雑誌は、いわばわたしの道楽であった。

2

78歳、ただひたすら研究する

わたしは幸い78歳の今日でも健康にはすこぶる恵まれていますから、これからの余生をただひたすら我が植物学の研究に委ねて、少しでもわが植物学界のために貢献できれば、と念じているばかりです。

3

92歳になっても気力は若者をしのいでいる

わたしがもしも植物を好かなかったようなれば、今ごろはもっと体が衰え手足がふるえていて、心ももうろくしているに違いなかろう。

幸いに植物が好きであったために、この92歳になっても、英気ぼつぼつ、壮者をしのぐ概がある。

4

夜は2時過ぎまで働く

日本にはどうしても日本植物研究の土台となるべき完全な日本植物誌が必要である。

この仕事の遂行には自分は最適任者の一人であると自負している。幸いにわたしはこの仕事を遂行するに充分な健康を持っている。

今でも夜2時過まで仕事をしているが、これをしないでは物足らない感じがする。

5

人は死ぬまで働かなければならない

吾等の大先輩に本草学、植物学に精進せられた博物学者の錦窠翁伊藤圭介先生があった。

珍らしくも99歳の長寿をたもたれしはまず例の鮮ない芽出度いことである、しかるに先生の学問上研鑽がこの長寿と道連れにならずに先生の歿年より遡りて凡40年ほども前にそれがストップしてその後の先生は単に生きていられただけであった。

そうすると先生の研究は直言すれば死の前早くも死んでいるのである。

学者はそれでよいのか、わたしはたちどころにノーと答えることに躊躇しない。

学者は死ぬる間際まで、すなわち身心が学問に役立つ間は日夜孜々としてその研鑽を続けねばならない義務と責任とがある。

6

働くことで人は若返る

人間は足腰の立つ間は社会に役立つ有益な仕事をせねばならん天職をうけている。

それゆえ早く老い込んではおしまいだ、また老人になったという気持を抱いては駄目だが、しかしそんな人が世間に寡くないのは歎かわしい。

今日戦後の日本は戦前の日本とは違い、脇目もふらず一生懸命に活動せねばならぬのだから、老人めく因循姑息な退嬰気分は一切放擲していくら老人でも若者に負けず働くことが大切だ。

わたしは、翁、老、叟の字が大嫌いで揮毫の際結網翁（結網はわたしの号）

などと書いたことは夢にもない。

7

いつまでも現役で働くから健康でいられる

大学を出てどこへいく？

モウよい年だから隠居する？

トボケタこと言うナイ、吾等の研究はマダ終っていないでなお前途遼遠ダ。

マダ自分へ課せられた使命は果されていないからこれから足腰の達者な間はこの闊い天然の研究場で馳駆しできるだけ学問へ貢献するのダ。

幸い若い時分から身体に何の故障もなくすこぶる健康に恵まれているので、その辺はあえて心配無用ダ。

わたしの脈は柔かく血圧は低く、エヘン元気の電池であるアソコも衰えていなくそして酒も呑まず煙草も吸わぬからまず長命は請合いダと信じている。

マア死ぬまで活動するのがわたしの勤めサ、「薬もて補うことをつゆだにも吾れは思わずけふの健やか」これなら大丈夫でしょう。

8

地位に執着しない、仕事が唯一の楽しみ

学位や地位などにはわたしは、なんの執着をも感じておらぬ。ただ孜々として天性好きな植物の研究をするのが、唯一の楽しみであり、またそれが生涯の目的でもある。

9

仕事をしていると老いない

足腰が立たなくなり手も眼も衰え来って為めに仕事ができなくなればそのときこそ始て「老」がおとずれて真の頽齢境に入るのである。そうなればまったく世に無用な人間となり果て、何時死ぬるも御勝手で何も遠慮することには及ばぬこととなる。

10

裸一貫で戦う

わたしは従来学者に称号などはまったく必要がない。学者には学問だけが必要なのであって、裸一貫で、名も一般に通じ、仕事も認められれば立派な学者である。学位の有無などは問題ではないと思っている。

今までも理学博士にしてやるから、論文を提出しろとよく言われたが、わたしは30年間も意地を張って断ってきた。しかし周囲の人が後輩が学位を持っているのに、先輩の牧野が持っていぬのは都合が悪いから、ぜひ論文を出せと強いて勧められ、やむなく学位論文を提出することにした。

11

85歳になっても仕事にあきない

わたしは今年85歳になるのだが我が専門の植物研究に毎日毎夜従事していてあえてあくことを知らない。

12

85歳で健康でいる幸せ

わが年も85になったから、これからさきそう長くも生きられ得べくもなく、もう研究する余年もはなはだ少ないのでただいまこの健康に恵まれ眼も手もよい間にうんと精出しておかねばならんと痛感している。

同学の諸士はわたしよりは年下だのに早くも死んだ人が少なくないにかかわらず、吾れは尚心身矍鑠《かくしゃく》たる幸福をかちえているからこの達者なうちに一心不乱働かねば相済まぬことと確信している。

13

93歳になってもあきらめるな

わたしは一日もその学問から離れたことはなく次から次へと楽しく勉強を積んだわけだ。

わたしほど一生苦しまずに愉快に研究を続けてきた人間は世間にかなり少ないようだ。

それゆえわたしは少年のときと今日老年になったときと、その学問のぐあいは少しも違っていなく、ただ一直線に学問の道を脇目もふらず通ってきたのである。

こんな数十年にわたる努力がついにわたしの植物知識の集積になったわけ

だ。

今年93年に達したわたしはこれから先、体のきく間、手足の丈夫な間、また頭のボケヌ間は、いままで通り勉強を続けて、この学問に貢献したいと不断に決心している。

もうこの年になったとて決して学問を放棄してはいない。

14

わたしは82歳の少年だ

わたしは昭和18年の今日82歳ですが幸に元気はすこぶる旺盛で一向に老人のような気がしない、ゆえに牧野翁とか牧野叟とか牧野老とか署するのはこのうえもなく嫌いで、また人からそう呼ばれるのも好まない、頭は白髪を戴いて冬の富嶽のようだが、心は夏の樹木のように緑翠である。

つまり葉鶏頭（老少年）なる植物がわたしを表象している、まだこれからウントがんばれる、めでたしめでたし。

15

組織を離れても働いてやれ

昭和14年の春、わたしは思い出深い東京帝国大学理学部植物学教室を去ることになった。

わたしはもう年も78才にもなったので、後進に途を開くため、大学講師を辞任するの意はかねて抱いていたのであったが、辞めるについて少なからず不愉快な曲折があったことは遺憾であった。

わたしは今改めてそれについて語ろうとは思わないが、何十年も恩を受けた師に対しては、相当の礼儀を尽すべきが人の道だろうと思う。権力に名をかり一事務員を遣して執達吏の如き態度でわたしに辞表提出を強要するが如きことは、許すべからざる無礼であるとわたしは思う。辞めるときのわたしの月給は70〔ママ〕円であったが、このことは相当世間の人を驚かしたようだ。

わたしは大学を辞めても植物の研究を止めるわけではないから、その点は少しも変りはないわけである。

『朝な夕なに草木を友にすれば淋しいひまもない』

というのがわたしの気持である。

16

決してへこたれるな

決してへこたれはしなかった。

時あらずにしてこの苦しみありといえども、他日また大いに雄飛するときが来るであろう。今こそ大いに知識を内に蓄えて後日の準備をしなければならぬ――こう考えたので、わたしは債鬼門に群がるも一向平気で、研究のために没頭したのである。右の手で貧乏と戦いながら、左の手で研究を進めたのである。

いま考えると、この時分がもっとも研究のできたときだと思う。わたしが後に学位をもらった論文も、実はそのときにできたもので、人のすすめで、古いものでもいいというから、このときの論文を提出したのであるが、学位をもらったときより20年も昔に論文はできていたのである。

ことにわたしのしあわせであったのは、我が体が健康であったということである。夜も3時4時、あるいは徹夜をするという風で、それが今でも習慣になって、夜寝るのはいつも1時か2時、時には3時までも起きている。いまだって用事が重なると徹夜もする。こんなわけで、わたしは盛んに標品も作った。標品を作るのだって、一人でやる。昼は一日駈けずりまわって、それを始末していると夜が明ける。そんな風で決して屈しなかった。

17

貧乏だからこそ健康だ

思い出深い大学は辞めたが、自分の思うように使える研究の時間が多くなったことは何より幸である。わたしは幸い健康に恵まれていて、雨天の際もレインコートを着けることをつとめないでも平気だし、また植物の図を描くときにも、どんな細部でも毛筆で描けて決して手がふるえるようなことはない。貧乏なわたしにとって、衣服の心配はなし、助手をやとう必要はなし、真にありがたい健康を得たと思っている。

18

寿命がつきるまで生きてやれ

そしてなお前途にいろいろの望みを持って、コノ仕事も遂げねばならぬと期待し歳月のふけゆくことをあえて気にすることなく、日夜わが専門の仕事にいそしんでいる。

そのセイか心身ともにすこぶる健康で、いろいろの仕事に堪えられることは何よりである。

しかし人間の寿命はそう限りなきものではないから、そのうちには寿命がつきてアノ遠き浄土に旅たつことになろうから、そこで旅立ちせん前に精力のあらん限りを尽して国に報い、世に酬ゆる丹心を発展さすべきものである。

すなわちこれこそ男子たるべき者のとるべき道でなくて何であろう。

5章

長生きには意味がある

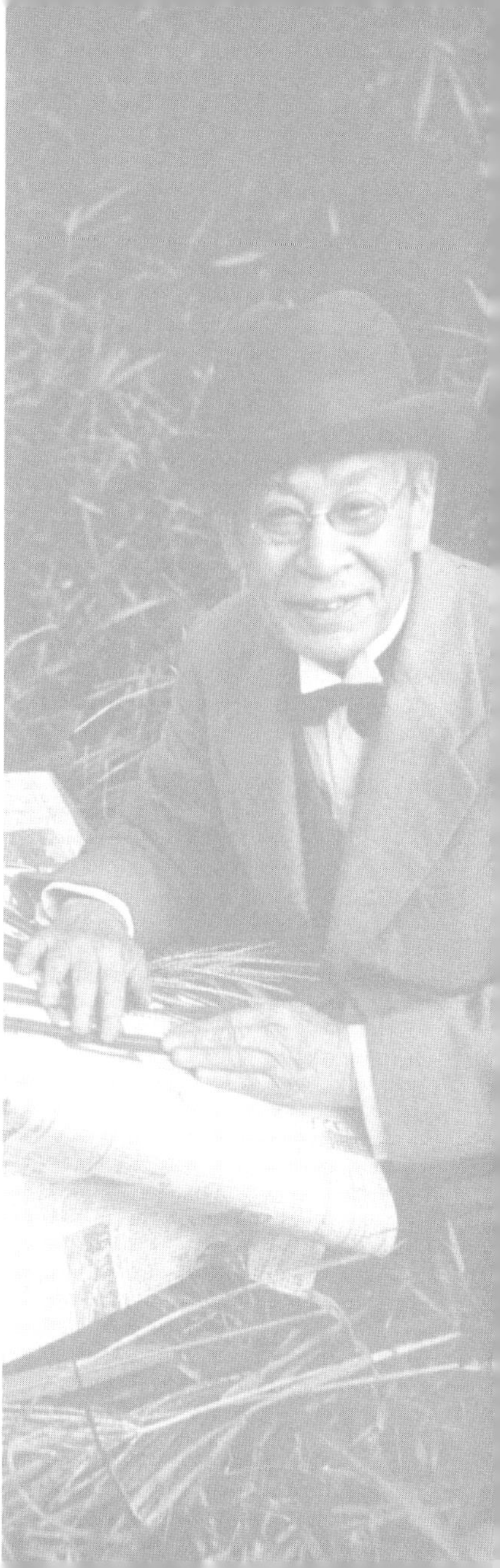

1

人は中継ぎをするために生きている

どんな人でもよく万々歳ということを申しますが、それはいついつまでも永く、人間が絶えず、永久に、地球のあらん限り生きているということであります。君が代もそうである。

「君が代はさざれ石の苔のむすまで」ではいけない。

むしてさらにもっともっと無限に続くのであります。生物はみな自分の種属、いわゆる系統を永く続かせることにもっとも努力しています。これは植物も動物も同じでありまして、この自分の仲間をふやしてその種属をもっとも永く続かせるのに都合よくできているものほど、高等であり進歩しているということになるわけでありますから、こういう点から菊の花を観ますと、その種属を増やすのに一番都合よくできているのであります。

これは人間でもその目的とするところは同じでありまして、わたしどもはこの永く続いていく系統のほんのわずかでありますが中継ぎをするためにこの世のなかに生まれてきたのであります。今校長先生のお話ではわたしを76と申されましたが、もう少々若くて、わたしは75であります。わたしはもはや中継ぎの役目を果たした、というのは、わたしは13人も子供を作り、そのなかには死んだものもありますが、今では6人だけ残っております。そしてその6人もこの役は勤めている。もうこの後5年か10年か15年のなかにわたしどもは役目を勤めた名誉を負って天国へ行くということになります。

2

死ぬまで好きをつらぬけ

ただ死ぬまで戦々兢々として一つでも余計に知識の収得につとむればそれでよいわけです。

わたしは来る年も来る年も左の手では貧乏と戦い右の手では学問と戦いました。

その際そんなに貧乏していてもいっときもその学問と離れなくまたそう気を腐らかさずに研究を続けておれたのは植物がとても好きであったからです。気のクシャクシャしたときでもこれに対するともう何もかも忘れています。

こんなことでわたしの健康も維持せられしたがって勇気も出たもんですから

そのながい難局が切抜けてこられたでしょう。

そのうえわたしは少しノンキな生れですからいっこう平気でとても神経衰弱なんかにはならないのです。

3 長生きする意味

人間の斯く幸福ならんとすることはそれは人間の要求で、またそのながく生きて天命を終ることは天賦である。

この天賦とこの要求とがよく一致併行してこそその処に始めて人間のこの世に生れ出てきた真の意義がある。人間はなぜに長く生きていなければならぬ？ また人間はなぜに幸福を需むることを切望する？ の最大目的は動物でも植物でも凡そ生とし生けるものはみなあえて変ることはない、畢竟人間はわれ人間種類すなわち Homo sapiens の系統をこの地球の滅する極わみどこまでも絶やさないようにこれを後世に伝えることとまた長く生きていなければ人間と生れきた責任を果すことができないから、それである期間生きている必要があるのである。

4

思いやりの美しい心で暮らす

皆の人に思いやりの心があれば、世のなかは実に美しいことであろう、相互に喧嘩も起らねば国と国との戦争も起るまい。この思いやりの心、むずかしく言えば博愛心、慈悲心、相愛心があれば世のなかは必ずや静謐で、その人々は確かに無上の幸福に浴せんことゆめゆめ疑いあるべからず、世のいろいろの宗教はいろいろの道をたどりてこれを世人に説いているが、それをわたしはあえて理屈を言わずにただ感情に訴えて、これを草木で養いたいというのがわたしの宗教心でありまたわたしの理想である。

5 自分の考えで生きる

若しも父が永く存命であったら、必然的に種々な点で干渉を受くるのみならず、きっと父の跡をついで酒屋の店の帳場に坐わらされて、そこで老いたに違いなかったろうが、父が早くいなくなったのでその後はなんでも自分の思う通りに通ってきたのである。

今思うてみると、わたしほど他から何の干渉も受けずにわが意思のままにやってきた人はちょっと世間には少なかろうと思う。

上のように天性植物が好きであったから、その間どんな困難なことに出会ってもこれを排して愉快にその方面へ深く這入り這入りして来てあえて倦むことを知らず、二六時中ただもう植物が楽しく、これに対しているとほかのことはなにもかも忘れて夢中になるのであった。

こんな有様ゆえ、ときとすると自分はあるいは草木の精じゃないかと疑うほどです。

これから先きもわたしの死ぬるまでも疑いなくわたしはこの一本道を脇目もふらず歩き通すでしょう。

6 好きで一人で勉強をした

わたしは土佐の国高岡郡佐川町における酒造家の一人息子に生れたが、幼少のころから植物が何よりも好きであった。

そして家業は番頭任せで、毎日植物をもてあそんでこれが唯一の楽しみであった。

初め町の土居謙護先生の寺小屋で字を習い、次に町外れにあった伊藤徳裕先生について再び字を習った。

明治7年、小学校ができる直前には名教館で日進の学課を修め次で同7年にできた町の小学校に通い、かたわら師について英語を学んだ。

明治12年に小学校を半途退学、次で高知に出で弘田正郎先生の私塾に入った。そしてそれ以降はわたしの学問はまったく独修でいろいろの学課を勉強した。

7

勉強を楽しんで知識を増やせ

小学校に居ったときも、また同校を止めた後も前に書いたように元来植物が好きであったため、絶えずそれを楽しみにその名称を覚えることに苦心したが、何分にも郷里にこれを教えてもらう人が無かったのではなはだ困った。それでも実地に研究していろいろとその名を知ることに努めたが、その時分わたしの町に西村尚貞という医者があって、その宅に小野蘭山の著わした『本草綱目啓蒙』の写本が数冊あったので大に喜び、借り来ってそれを写して見たが写すに時間がとれ、且つそれが端本であったためついにその書の版本を買うことを思い立ち、町の文房具屋の主人に依頼してこれを大阪あたりから取寄せてもらった。暫くしてその書が到着したので鬼の首でも取ったように喜び、日夜その書を繙いてこれを翫読《がんどく》し自得して種々の植物を覚えた。それがために大分植物の知識ができた。

しかしまったく自修であるから、その間にいろいろの苦心もあった。実物を採って本と引き合わせ、本を読んでは実物と照り合せそんなことが積り積りして知識が大分殖えてきた。

8

妻の名のついた花は永遠に咲く

昭和3年2月23日、56才で妻すえ子は永眠した。

病原不明の死だった。病原不明では治療のしようもなかった。

世間には他にも同じ病の人もあることと思い、その患部を大学へ差上げるからそれを研究してくれと大学へ贈った。

妻が重態のとき、仙台から持ってきた笹に新種があったので、わたしはこれに『すえこざさ』と命名し、『ササ・スエコヤナ』なる学名を附して発表し、その名は永久に残ることとなった。

この笹はほかの笹とはかなり異るものである。

わたしは『すえこざさ』を妻の墓に植えてやろうと思い、庭に移植しておいたが、それが今ではよく繁茂している。

9

妻がいたから好きなことがやれた

　さてわたしはここで話を最初にもどして、死んだ家内の話を申しあげてみたい、なぜならばわたしが終生植物の研究に身を委ねることのできたのはなんといっても、亡妻寿衛子のおかげが多分にあり、彼女のこの大きな激励と内助がなかったら、わたしは困難な生活の上でいきづまってしまったか、あるいはやむをえず商売がえでもしていたかもしれませんが、今日思い返してみてもよくもあんな貧乏生活のなかでもっぱら植物にのみ熱中して研究ができたものだと、われながら不思議になることがあります。それほど妻はわたしに尽してくれたのです。債権者が来てもきっと妻が何とか口実をつけて追っ払ってくれたのでした。いつだったか寿衛子が何人目かのお産をしてまだ3日目なのにもう起きて遠い路を歩るき債権者に断りに行ってくれたことなどは、その後何度思い出してもわたしはそのたびに感謝の念で胸がいっぱいになり、涙さへ出てきて困ることがあります。実際そんなときでさえわたしは奥の部屋でただ好きな植物の標本いじりをやっていることのできたのはまったく妻の賜であったのです。

10

妻のおかげで生きられた

寿衛子は平常、わたしのことを〝まるで道楽息子を一人抱えているようだ〟とよく冗談にいっていましたが、それはほんとうに内心そう思っていたのでしょう、何しろわたしは上述のような次第でいくら借金がふえて来ても、植物の研究にばかり毎日夢中になっていて、家計の方面ではいつも不如意勝ちで、長年の間妻に一枚のよい着物をつくってやるでなく、芝居のような女の好く娯楽はもちろん何一つ与えてやったこともないくらいであったのですが、この間妻はいやな顔一つせず、一言も不平をいわず、自分は古いつぎだらけの着物を着ながら、逆にわたしたちの面倒を、陰になり日向になって見ていてくれ、貞淑にわたしに仕えていたのです。

6章

花にも人間にも時間がある

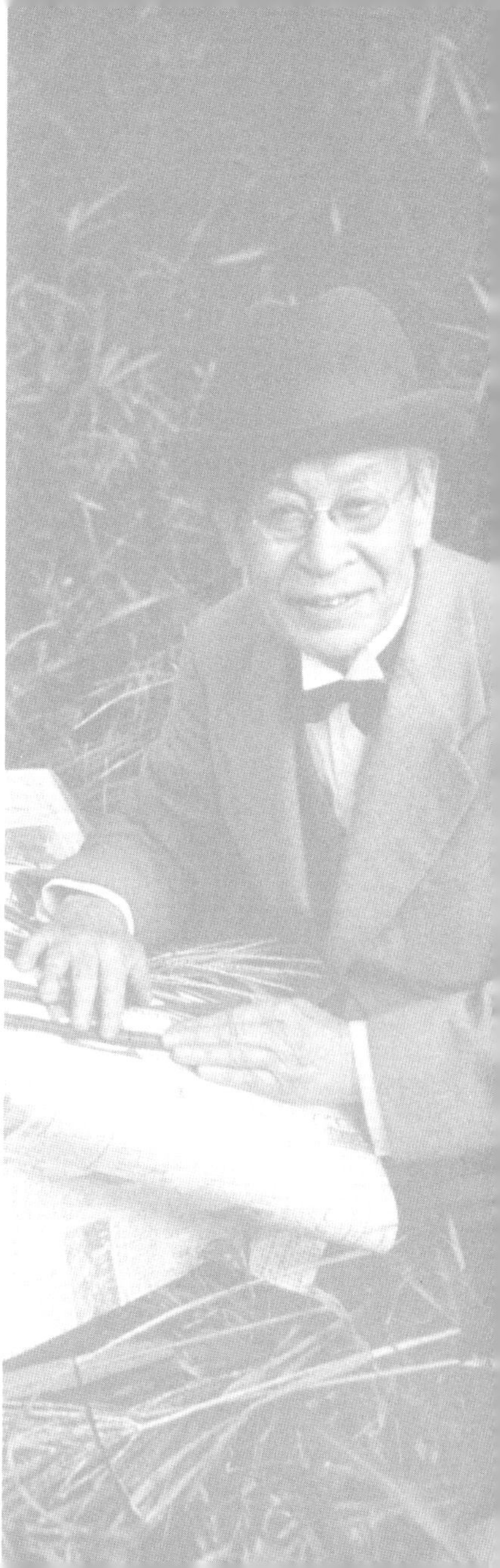

1

83歳の今日まで歩いて元気でいる

さてわたしは83歳の今日まで元気に植物の研究をつづけて参りましたが、植物に親しきことは非常にええもんです。

これには芝居や映画を見るのと違い一銭もかけずに楽しむことができます。

またわたしが今日このように元気なのも植物に親しみ採集などによく山野を歩いたためではないかと思います。

2

100歳まで生きる

「ええだいぶ集めました。この方の整理もしておきたいと思うのですが……。それにつけても時間の経つのが惜しくてたまらん。余命はだんだん短くなるのに、あれもやりたい、これもやりたい。やり遂げにゃならんことが山とある。」

「100までは生きたいですね。」

「数年前岩で滑り背骨を強打したのがもとで、寒いと少々神経痛に悩まされるぐらいのもので、体はこのとおり健康です。若いときから山野にまじったせいですね。」

3

いつまでも好きでいる

わたしが植物の分類の分野に立ちて絶えず植物種類の研究に没頭してそれから離れないのは、こうした経緯からきたものです。

4 草木はわたしの命です

こんなようなわけで草木はわたしの命でありました。

草木があってわたしが生き、わたしがあって草木も世に知られたものが少くないのです。

草木とは何の宿縁があったものか知りませんが、わたしはこの草木の好きなことがわたしの一生を通じてとても幸福であると堅く信じています。

5

50年たっても花に恋をしている

『草を褥に木の根を枕、花を恋して五十年』
（50年といえども、この恋はまだ醒めない）

6　一生ものの趣味を持て

趣味の話ですけれども、人間の一生涯は長いでしょう。

その一生涯の長い間に、植物に趣味を持つくらい得なものはない。わたしが植物学者だからいうじゃないが、植物はどこにでもあり、いつでもある。

それに趣味を持つということは、たとえば芝居の好きな人が芝居を見、浄瑠璃の好きな人が浄瑠璃を聴いておもしろいのと同じことで、植物に趣味があれば植物を見るのが非常に楽しい。

好きさえすれば楽しみの分量はどれでも同じことである。

その愉快を年中続けるということはこんな結構なことはない。

人間はやはり愉快なということが続くのが一番いい（笑声）。心も平に穏になる。
怒ることも少ない。
植物に趣味を持つと気持ちが和やかになる。
人間は喧嘩せずして和しているのが、人との交際上一番いいことですナ。

7　人間は草や木にいかされている

それから建物は木を使い、着物には綿のようなものを用います。綿は草綿という植物から取るでしょう。

その草の種子に毛がたくさんついている。その毛を採って紡いで、そして着物を作る。

これで見ても草や木が人間社会には必要なものであることがわかる。

もしこれがなかったなら、われわれは一日も生活はできない。

8

草や木を見て楽しむ効用

わたしどもは植物を研究しているからいろいろなことを知っている。知っているから楽しみが深い。

「朝夕に草木を吾れの友とせば、こゝろ淋しき折ふしもなし」とはわたしのかつて謡った歌である。

わたしどもはほかの人がするように芝居を見て楽しんだり、お酒を飲んで楽しむというようなことをしないでも、ただ植物だけを見ておって、その人たちと同じような楽しみをしている。

このように植物を見てやはりそれがおもしろい楽しいというように感ずれ

ば、まことに結構な話である。

そこらへんにある草や木を見てそれがまことに楽しいと感ずるなれば、金は少しも要らないでしょう。こんな結構なことはない。

9

外へ出ると健康になれる

植物がおもしろくなると、自然外へ出ることが多くなる。するとと弱い子供などもだんだん丈夫になります。健康を進める上にも非常に役立つ。またその他いろいろの点に利益があるわけです。

ごく普通に路ぶちにあるハコべだとかタンポポだとか、ペンペン草だとかいう草でもみないろいろな事柄を持っているから、それを覚えればこんなつまらんような雑草でも大変おもしろく感ずるということになるのですが、その事柄が判らないと一向おもしろくない。

芝居を見てもその事柄がわからないでは何もおもしろみがない。

「忠臣蔵」で勘平が腹を切るところの場面を見ても、なんのためにそんなことをするのか判らないとつまらないが、その事柄が判ってきて見て御覧なさい。非常におもしろみが出てきます。

10

植物はお薬になる

それからまた植物にはお薬になるものがある。

そのお薬になる植物を煎じて飲む。

たとえばゲンノショウコという草がある。下痢をするときに飲むと実際よく利く。ところがゲンノショウコでも、ところによるとすぐそこにあるものではない。

それでああいう植物を知っておって、庭先にそれを植えておくというと不断に使える。

「どうも少々下痢しますから」と言ってお医者さんにかかると、4、5円くらいはすぐ消えてしまう。

ところが庭先にちょっとそれを植えておけば非常に便利だ。

そういう薬用植物を知っておっていろいろと自分の庭先へ植えておくと非常に利益になる。

11

「心は純」、「体は健康」で生きる

人生れて酔生夢死ほどつまらないものはない。

大いに力めよや、吾人！　生がいあれや吾人！　これ吾人の面目でなくてなんであろう。何ごとも心が純正でかついつも体が健康で、自ら誇らず、他をねたまず、水のごとき清き心を保持していくのは、神意にかなうゆえんであろう。こんな澄んだ心で一生を終われば死んでもあえて遺憾はあるまい。

そして静かに成仏ができるに違いなかろう、とあえてわたしは確信するのである。

12

人間は生きている間が花である

植物の研究が進むと、ために人間社会を幸福に導き人生を厚くする。植物を資源とする工業の勃興《ぼっこう》は国の富をふやし、したがって国民の生活を裕かにする。ゆえに国民が植物に関心を持つと持たぬとによって、国の貧富、したがって人間の貧富が分かれるわけだ。

貧すれば、その間に罪悪が生じて世が乱れるが、富めば、余裕を生じて人間同士の礼節も敦《あつ》くなり、風俗も良くなり、国民の幸福を招致することになる。おもえば植物の徳大なるかなであるというべきである。

人間は生きている間が花である。

わずかな短かい浮世である。その間に大いに勉強して身を修め、徳を積み、智を磨き、人のために尽くし、国のために務め、ないしはまた自分のために楽しみ、善人として一生を幸福に送ることは人間として大いに意義がある。酔生夢死《すいせいむし》するほど馬鹿なものはない。この世に生まれくるのはただ一度きりであることを思えば、この生きている間をうかうかと無為に過ごしてはもったいなく、実に神に対しても申し訳がないではないか。

13 成功など考えない、死ぬまでやりたい

烏兎匆々《うとそうそう》歳月人を待たずでわたしは今年72歳ですが、かく植物が好きなもんですから毎年よく諸方へ旅行しまして実地の研究を積んで敢えて別に飽きることを知りません。

すなわちこうすることがわたしの道楽なんです。およそ60年間くらいもなんのわき目もふらずにやっておりますす結果、そのながい間に植物につきいろいろな「ファクト」をのみ込んではいますが、決して決して成功したなどという大それた考えはしたことがありません。いつも書生気分でまだ足らない、まだ足らないと、わが知識の未熟で不充分なのを痛切に感じています。それゆえわれ

らは学者で候のと大きな顔をするのが大きらいで、わたしのこの気分はわたしに接するお方は誰でもそうお感じになるでしょう。

少しくらい知識を持ったとて、これを宇宙の奥深いに比ぶればとても問題にならぬほどの小ささであるから、それはなんら鼻にかけて誇るには足りないはずのものなんです。

14

借金を気にしない、植物と心中する

わたしは右のようなことで一生を終わるでしょう。

つまり植物と心中を遂げるわけだ。このように植物が好きですから、わたしが明治26年（1893）に大学に招かれて民間から入った後ひどく貧乏したときでも、この植物だけは勇猛にその研究を続けてきました。その時分はとても給料が少なく生活費、たくさんの子供（13人でき）の教育費などで借金ができ、ときどき執達吏《しったつり》に見舞われましたが、わたしは一向に気にせず、押さえるだけは自由に押さえて行けと、その傍の机上で植物の記事などを書いていました。

こんなことの昔は今日の物語となったけれども、今だってわたしの給料はわたしの生活費には断然不足していますけれど、老軀をさげてのわたしの不断のかせぎによってこれを補い、まず前日のようなミジメナことはなく辛うじてその間を抜けてはおります。

わたしは経済上あまり恵まれぬこんな境遇におりましてもあえて天をも怨みません、また人をもとがめません。

これはいわゆる天命で、わたしはこんな因果な生まれであると観念している次第です。

15

99歳になるのが楽しみだ

前にも申しました通りわたしも古稀の齢を過しはしましたが、今のところ昔の伏波《ふくは》将軍のごとく極めて健康で若いときとあまり変わりはありません。

いつか「眼もよい歯もよい足腰達者うんと働ここの御代に」と口吟しました。しかしなんといったとて100までは生きないでしょう。

植物の大先達伊藤圭介先生は99で逝かれた例もあれば、運よく行けば先生くらいまでには漕ぎつけ得るかもしれんと、マーそれを楽しみに勉強するサ。

今わたしには二つの大事業が残されていますので、これから先は万難を排してそれに向うて突進し、大いに土佐男子の意気を見せたいと力んでいます。いいふるした語ではあるが精神一到何事不成とはいつになっても生命ある金言だと信じます。

16

好きなことだけをやれ

わたしは天性植物が好きだったのが何より幸福でこの好きが一生わたしを植物研究の舞台に登場させて躍らせた。

これがためわたしの体は幸に無上の健康を得わたしの心は無上に快適で、前述のように高年の今日でもその研究が若い時分と同じく続けられ国家並に学問に対するわが義務が多少でも果せることを念うと誠に歓喜の至りに堪えない。

これは一に天に謝さねばならぬものである。

17

好きなことだからあきない

わたしは植物を研究しているとあえてあきることがない。

ゆえに朝から晩まで何かしら植物に触れている。従って学問上にいろいろの仕事が成就し、それだけ学界へ貢献するわけだ。なかには新事実の発見も決して少くないのは事実で、つまりキーをもって天の扉を開くというものだ。

こうしたことが人生として有意義に暮さしめる。

18 楽しみはつきない

世人はいつも雑草雑草と貶《けな》しつけるけれど、雑草だってなかなか馬鹿にならんもんである。

すなわちそれが厳然たる植物である以上、種々なる趣を内に備えていて、これを味わえば味わうほど滋味の出てくるものであると同時に、またその自然の妙工に感歎の声を放たねばいられなくなる。世人がいま少し植物に関心を持って注意をそこに向けるならば、その人はどれほど貴い知識と深い趣味とを獲得するのであろうか。

ほとんど料《はか》り知られぬほどである。場合によれば美麗な花を開く花草よりもさらに趣味のあるものが少なくない。わたしどもは植物学をやっているお蔭で、不断にこれを味わうことを実践しているのでその楽しみがもっとも多い。

そしてこの深い楽しみが一生続くのであるから、とても幸福で二六時中絶えて心に寂寞《せきばく》を感じない。ようこそ吾れは草木好きに生まれたもんだと自分で自分を祝福している。

19
花にも寿命がある

「露の干ぬ間の朝顔」といい、「槿花《きんか》一朝の栄《えい》」というのはアサガオやムクゲの花冠のしぼみやすいのをいったもので、萼や花冠にも定まった寿命がある。

ホオズキ、シソ、カキ等の萼は宿存性で、その萼は蕾のときはほかの花器を護り、果実が成熟するまでも凋まずに着いている。

またイシモチソウ等の花冠は凋遺性で、凋んでも散らずに残っている。

サクラの花弁、アブラナ、オダマキの萼片と花弁は謝落性で実を結ぶ前に散ってしまう。

ケシの萼片、マツバニンジンの花弁などは花が咲くと同時に散ってしまい、アサガオ、マツヨイグサ等の花冠は一日間も待たないでしぼんでしまう、こういうものも早落性というのである。

20

花にも時間がある

アサガオ、ハスなどは夜明け方に花を開き、オオマツヨイグサ、マツヨイグサ、ツキミソウ、ヨルガオなどは夕暮に花を開く。

そしてスベリヒユ、マツバボタンなどは晴天の午前9時頃から花を開くのであるが、雨天には咲くはずの蕾もなまけてなかなか開かない。マツバギクなどは雨天には休んでいる。

日光、温度、水湿などは花が開くのに直接の関係があるのであるが空の乾湿も多少の影響がある。

また外囲の状態によって開花時刻は変わることもあるけれど、ある種の花はその開閉の時刻が大略一定しているので、それを一昼夜のときに当てはめて楽しむのも興味があることである。

21

88歳ですこぶる元気だ

植物に取り囲まれているわれらは、このうえもない幸福である。

こんな罪のない、かつ美点に満ちた植物は、ほかの何物にも比するこきのできない天然の賜《たまもの》である。実にこれは人生の至宝《しほう》であるといっても、けっして溢言《いつげん》ではないのであろう。

翠色《すいしょく》したたる草木の葉のみを望んでも、だれもその美と爽快《そうかい》とに打たれないものはあるまい。

これが一年中われらの周囲の景致《けいち》である。またその上に植物には紅白紫黄《こうはくしおう》、色とりどりの花が咲き、吾人《ごじん》の眼を楽しませることひととおりではない。

だれもこの天からさずかった花を愛せぬものはあるまい。

そしてそれが人間の心境《しんきょう》に影響すれば、悪人《あくにん》も善人《ぜんにん》になるであろう。すさんだ人も雅《みや》びな人となるであろう。罪人《ざいにん》もその過去を悔悟《かいご》するであろう。そんなことなど思いめぐらしてみると、この微妙な植物は一の宗教である、といえないことはあるまい。

自然の宗教！　その本尊《ほんぞん》は植物。なんら儒教《じゅきょう》、仏教と異なるところはない。今日《こんにち》わたしはあくまでもこの自然宗教にひたりながら日々を愉快《ゆかい》に過ごしていて、なんら不平の気持はなく、心はいつも平々坦々《へいへいたんたん》である。そしてそれがわが健康にもひびいて、今年88歳のこの白髪のオヤジすこぶる元気で、夜も2時ごろまで勉強を続けてあくことを知らない。ときには夜明けまで仕事をしている。畢竟《ひっきょう》これは平素《へいそ》天然を楽しんでいるおかげであろう。実に天然こそ神である。天然が人生に及ぼす影響は、まことに至大至重《しだいしちょう》であるというべきだ。

22

「植物が趣味」には3つの利点がある

またわたしは世人が植物に趣味を持てば次の三徳があることを主張する。

すなわち、

第一に、人間の本性が良くなる。野に山にわれらの周囲に咲き誇る花を見れば、何人《なんひと》もあの優しい自然の美に打たれて、和やかな心にならぬものはあるまい。氷が春風に融けるごとくに、怒りもさっそくに解けるであろう。またあわせて心が詩的にもなり美的にもなる。

第二に、健康になる。植物に趣味を持って山野に草や木をさがし求むれば、自然に戸外の運動が足るようになる。あわせて日光浴ができ、紫外線に触れ、したがって知らずしらずの間に健康が増進せられる。

第三に、人生に寂寞を感じない。もしも世界中の人間がわれに背くとも、あえて悲観するには及ばぬ。わが周囲にある草木は永遠の恋人としてわれに優しく笑みかけるのであろう。

おもうに、わたしはようこそ生まれつき植物に愛を持ってきたものだと、また得がたいその幸を天に感謝している次第である。

23

95年の年月をひとすじに生きる

わたしは、いま病床に横たわって、すぎし95年の歳月を静かに回想している。苦しかった想い出、悲しかった想い出、楽しかった想い出が、走馬燈《そうまとう》のように脳裡《のうり》を去来する。

そしてこれらの数々の想い出が、みなひとつに融けあって、懐しく想いおこされるのである。

植物研究のためにただひとすじに生きてきたわたしには、いまなにひとつとして悔るところはない。

わたしは、いま世俗を超越し淡々たる心境である。

わたしは生ある限り今後も植物とともに生きていこうと思っている。

24

人も植物も花らんまん

人間がおとなになると結婚をして子孫をのこして行くように、植物も時が来ると繁殖の準備を始めます。

長い冬が終わって野や山が春めき立つ頃、一面の大地を埋めつくす美しい花々は、植物の御婚礼の晴衣裳ともいえましょうか。あなた方も知っていらっしゃるように、花のなかには雄蕊《おしべ》と雌蕊《めしべ》とがあって、雄蕊にある花粉が、自分の花または他の花の雌蕊に運ばれることによって受精し、種子が出るのです。

7章

牧野富太郎の言葉

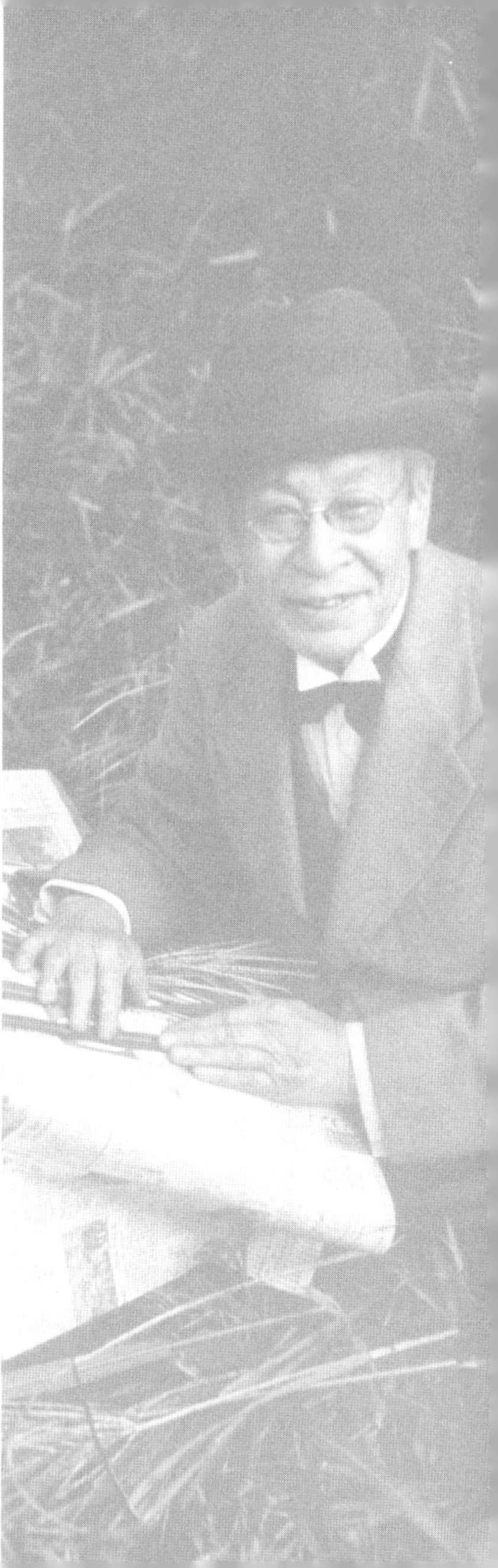

花は黙っています。
それだのに花はなぜあんなに
綺麗なのでしょう。
なぜあんなにも快く匂っているのでしょう。

思いつかれた夕など
窓辺に薫る一輪の百合の花をじっと
抱きしめてやりたい様な思いにかられても、
百合の花は黙っています。
そして一寸も変らぬ清楚な姿で、
ただじっと匂っているのです。

思いやりの心、
わたしはわが愛する草木でこれを培い、
その栄枯盛衰を観て
人生なるものをも解し得た。

何事も心が純正でかついつも体が健康で、
自ら誇らず、他をねたまず、
水の如き清き心を保持して行くのは、
神意にかなうゆえんであろう。

少し位知識を持ったとて
これを宇宙の奥深いに比ぶれば
とても問題にならぬ程の小ささであるから、
それは何等鼻にかけて誇るには
足りないはずのものなんです。

わたしはむしろ学位などなくて、
学位ある人と同じ仕事をしながら、
これと対抗して相撲をとるところにこそ
愉快はあるのだと思っている。

人生まれて酔生夢死《すいせいむし》ほど
つまらないものはない。

いくら老人でも若者に負けず働く事が大切だ。

歳月は流れわが齢余すところ幾ばくもない。
感極まって泣かんとすることが度々ある。

草を褥《しとね》に木の根を枕、花と恋して90年。

もうこの年になったとて
決して学問を放棄してはいない。

山野へ出れば好きな草木が
自分を迎えてくれて心は楽しく、
同時に清新な空気を吸い、日光浴も出来、
等々皆健康を助けるものばかりです。

散歩ということは大変よいことですが、
道を歩くのも憂鬱ではいけない。
心を楽しませて歩かねばいけない。

人間は足腰の立つ間は
社会に役立つ有益な仕事をせねばならん。

人によるとわたしのような人は
100年に一人も出んかも知れんと
いってくれますが、
しかしわたしはそんな人間かどうか
自分には一向に分りませんが、
人様からはよくそんな事を聞かされます。

もしも世界中の人間がわれに背くとも、
あえて悲観するには及ばぬ。
わが周囲にある草木は永遠の恋人として
われに優しく笑みかけるのであろう。

朝な夕なに草木を友にすれば
淋しいひまもない。

わたしはこの草木の好きなことがわたしの一生を通じてとても幸福であるとかたく信じています。

草木に愛を持つことによって
人間愛を養うことができる。

雑草という名の植物はない。

花のために、
一掬の涙があってもよいではないか。

今年93年に達したわたしはこれから先、
体のきくあいだ、手足の丈夫なあいだ、
また頭のぼけぬあいだは、
いままでどおり勉強を続けて、
この学問に貢献したいと不断に決心している。

楽しい心で歩くとよい運動になります。

わたしは植物の愛人として
この世に生れきたように感じます。

実に植物の世界はわたしにとっての
天国でありまた極楽でもある。

出典著作一覧

・『牧野富太郎自叙伝』（日本図書センター）
・『草木とともに』（角川ソフィア文庫）
・『なぜ花は匂うのか』（平凡社）
・『花物語　続植物記』（筑摩書房）
・『植物図鑑』（不明）
・『植物知識』（講談社学術文庫）
・『植物一日一題』（ちくま学芸文庫）

本書は牧野富太郎の書籍を再構成、再編集して編集部でタイトルをつけました。
本文は現代仮名づかいにしました。

94歳《さい》

花《はな》らんまんに元気《げんき》

2023年4月15日　初版第1刷発行

著　　者　牧野富太郎《まきのとみたろう》

発行者　笹田大治
発行所　株式会社興陽館
〒113-0024　東京都文京区西片1-17-8　KSビル
TEL 03-5840-7820　FAX 03-5840-7954
URL https://www.koyokan.co.jp

装　　丁　長坂勇司（nagasaka design）
校　　正　結城靖博
編集・構成　本田道生
編集補助　伊藤桂　飯島和歌子
編集人　本田道生

印　　刷　惠友印刷株式会社
D T P　有限会社天龍社
製　　本　ナショナル製本協同組合

©KOYOKAN 2023
Printed in Japan
ISBN978-4-87723-308-2 C0095

乱丁・落丁のものはお取替えいたします。
定価はカバーに表示しています。
無断複写・複製・転載を禁じます。

『論語と算盤』

渋沢栄一の名著を
「生の言葉」で読む。

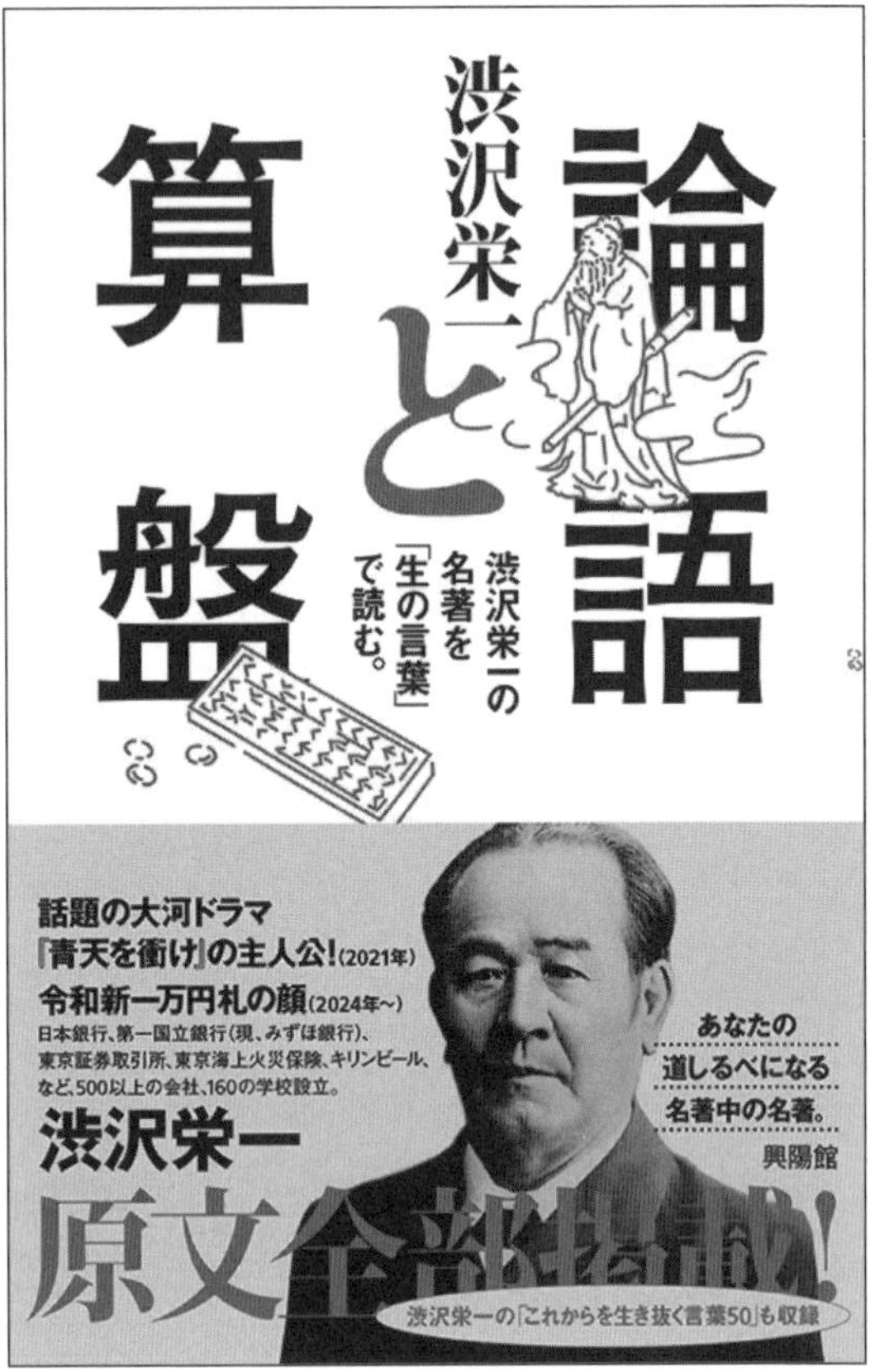

渋沢栄一

本体 1,000円+税

ISBN978-4-87723-265-8 C0034

日本資本主義の父が生涯を通じて貫いた「考え方」とはなにか。
歴史的名著の原文を、現代語表記で読みやすく!